AF460514

DES ESQUINANCIES
SIMPLES, MALIGNES, CONTAGIEUSES ET ÉPIZOOTIQUES,

RECONNUES ET OBSERVÉES POUR LA PREMIÈRE FOIS

CHEZ LES CHEVAUX,
LES BÊTES A CORNES ET LES PORCS;
AVEC QUELQUES APERÇUS NOUVEAUX SUR LES ÉPIZOOTIES.

Par PIERRE-MARIE CRACHET, Médecin de l'Université de Montpellier, ex-Inspecteur général des Chevaux pour la maladie de la Morve, Vétéran à la 10e. demi-Brigade.

D'après la doctrine et la pratique de son Père;

Mémoire détaché d'un manuscrit intitulé, LE VÉTÉRINAIRE RUSTIQUE.

« Il est temps de rappeler la Médecine des animaux à une simplicité » dont elle n'aurait jamais dû s'écarter, et que la cupidité seule » peut encore éloigner. C'est sur-tout dans les cas d'épizooties, que » cette simplicité est impérieusement commandée, et qu'elle doit » être pratiquée ». HUZARD et DESPLAS.

A PARIS,

Chez A.-J. MARCHANT, Imprimeur, et Libraire pour l'Agriculture, rue des Grands-Augustins, n°. 12.

AN XI (1802).

On distribue *gratis* chez A.-J. Marchant, rue des Grands-Augustins, n°. 12, près de la rue Saint-André-des-Arcs, un Catalogue de Livres d'Agriculture, et l'on s'y charge de Commissions pour les Départemens.

AVANT-PROPOS.

L'HABITANT des campagnes manque des secours les plus nécessaires pour les maladies de ses animaux domestiques. Mon père avait acquis des connaissances étendues sur cette branche essentielle de l'économie rurale, par quarante-cinq ans de recherches et d'observations. Il m'en a laissé le résultat dans des notes posthumes rédigées à sa manière, et je me suis occupé long-temps à en former un Manuel de pratique à la portée des agriculteurs, ayant pour titre LE VÉTÉRINAIRE RUSTIQUE (1). En attendant que je leur offre cet ouvrage dans son ensemble, j'ai encore résolu d'en détacher aujourd'hui, dans la confiance qu'elle leur sera profitable, la partie qui traite des Esquinancies des Chevaux, des Bêtes à cornes et des Porcs, maladies fréquemment malignes, contagieuses et épizootiques, et qui ont toujours été d'autant plus funestes aux campagnes par les pertes

(1) Voyez, pour plus de détails, l'*Exposition d'une nouvelle Doct. sur la Méd. des Chevaux*, troisième édition, an 7. A Paris, chez *Croullebois*, libraire, rue des Mathurins.

multipliées des animaux les plus utiles à l'agriculture, que les auteurs et les praticiens n'en ont pas même, pour ainsi dire, soupçonné l'existence dans les individus qui s'en trouvent malheureusement atteints.

Il n'y a que l'orgueil du bel esprit, ou celui d'une vaine science de cabinet, entée sur les préjugés de l'agromanie, qui puissent nier que beaucoup de simples villageois ne sachent bien saisir la marche de la nature dans la culture des terres : pourquoi donc, s'ils voulaient une bonne fois s'y adonner sérieusement, n'apprendraient-ils pas également à la suivre dans la connaissance et le traitement des animaux malades, sur-tout s'il est vrai, comme le remarque la SOCIÉTÉ DE MÉDECINE, que « c'est presque la médecine empirique seule » dont on a besoin pour les animaux (1) » ?

---

(1) *Nouveau Plan de constitution pour la Médecine en France*, 1790. L'illustre et vénérable DAUBENTON disait souvent que « c'est moins dans ses rapports avec » la Médecine, que dans ses rapports avec l'économie » rurale, et l'intérêt que l'agriculteur en retire, qu'il » est donné à l'art vétérinaire de bien mériter de l'hu- » manité » ; vérité qui paraît être encore d'autant moins sentie, que l'auteur d'un APERÇU GÉNÉRAL qui vient de paraître *sur la perfectibilité de l'Art vétérinaire, et sur les rapports qu'il a avec la Méde-*

Ces deux objets, quoique distincts, ne sont pas contraires : le même bon-sens, avec l'observation et l'expérience, conduit à la connaissance de l'un et de l'autre.

Ainsi donc, et mon but se trouverait rempli, qu'ils consacrent à lire ce petit Traité quelques heures de leur loisir, par exemple, quelques-unes des soirées oiseuses de l'hiver: qu'ils se forment une idée claire et nette du contenu de chacun des articles qu'il renferme; ensuite, qu'ils appliquent à chacune des maladies correspondantes qui leur viendra sous les yeux, les instructions de l'article qui en traite, et ils verront un peu d'étude et de soins, couronnés par des succès sans doute bien flatteurs pour eux, puisqu'ils se conserveront souvent par là, soit les sources les plus fécondes de leur bien-être, soit même les instrumens directs de leur subsistance.

J'ai déjà fait paraître, principalement en leur faveur, l'EXPOSITION D'UNE NOUVELLE DOCTRINE SUR LA MÉDECINE DES CHEVAUX.

---

cine, ne balance pas de la citer, sans s'apercevoir que cette phrase seule est en quelque façon la réfutation complète de la majeure partie de son ouvrage, qui renferme d'ailleurs de bonnes vues sur divers points du perfectionnement de l'art.

Les autres observations de mon père qui me restent à publier, et que j'ai aussi vérifiées et perfectionnées pour la plupart autant que les circonstances me l'ont permis, leur appartiennent également. Nées au village, elles y retourneront, pour l'avantage de l'agriculture, et pour celui de mes compatriotes villageois. Je n'ai besoin pour cela que d'un peu d'aide, et d'un changement favorable quelconque dans la position où m'ont fatalement conduit les revers domestiques, et une suite bien cruelle de mauvais succès dans mes entreprises les plus louables comme les plus utiles, et les secousses de cette tourmente politique d'où nous sortons, qui a tout déplacé. Mais si mon zèle ne suffit pas malheureusement, qu'il me soit permis de confesser que le désir ardent que j'ai d'en réaliser les effets, me donne l'espoir d'en trouver les moyens, quand le Gouvernement, sous les auspices de la paix, pourra se livrer sans distractions, avec toute la latitude utile, à son penchant pour les vues agricoles. De tous les travaux que sa bienfaisante sollicitude accueille et dirige sans cesse vers la prospérité commune, aucun ne peut avoir à ses yeux plus de prix que ceux qui tendent à la conservation et à l'accroissement de richesses qui sont à la fois le soutien des campagnes, et le véhicule le plus puissant d'une agriculture florissante.

« O mon concitoyen, mon compagnon, mon frère ;
» O toi par qui fleurit l'art le plus nécessaire ;
» Ami de l'innocence, honnête agriculteur,
» Qu'il est facile et doux de faire ton bonheur ! »

SAINT-LAMBERT.

La morgue magistrale décèle trop souvent les petits talens et la médiocrité. L'esprit exclusif de corps est toujours mortel aux progrès des sciences. En soumettant bien volontiers au jugement sévère, mais impartial des gens de l'art, cette découverte de mon père sur l'Esquinancie, je me permettrai de leur rappeler de nouveau ce précepte sensé d'HIPPOCRATE, applicable à la médecine des animaux comme à celle de l'homme :

« Il ne faut pas faire difficulté de prendre » des instructions des personnes les plus sim» ples, s'il paraît qu'elles sachent quelque » chose de décisif pour l'occasion. C'est ainsi, » je pense, que notre art s'est formé, recevant » de toutes parts, pour rassembler un grand » nombre de faits (1) ».

---

(1) « Nec pigeat ex plebeis sciscitari, si quid ad

Je leur citerai encore le passage suivant, qui m'a servi d'épigraphe :

« Il est temps de rappeler la Médecine » des animaux à une simplicité dont elle » n'aurait jamais dû s'écarter, et que la cu- » pidité seule peut encore éloigner. C'est sur- » tout dans les cas d'épizooties, que cette » simplicité est impérieusement commandée, » et qu'elle doit être pratiquée ». (INSTRUCT. SUR LES MALADIES INFLAMM. ÉPIZOOT. (1).

Et j'ajouterai, sur ce dernier passage, qu'il est temps enfin de mettre sérieusement en pratique ce que l'on trouve exposé dans les livres de ses maîtres avec tant de vérité ; ou il ne faut plus se mêler de lire de si belles maximes, en pure perte pour les seuls progrès auxquels il est raisonnablement permis d'atteindre dans un art, qui (j'en demande pardon, non-seulement à la cupidité, mais sur-tout à la suffisance et au charlatanisme) n'en offrira jamais que d'assez simples à faire, parce qu'il est circonscrit par sa nature même dans la simplicité des moyens.

» curandi opportunitatem conferre videatur. Sic enim » censeo artem universam commonstratam fuisse, » quòd singula ex fine observata, et ad eadem aggre- » gata fuerint ». (PRÆCEPT.)

(1) Paris, chez *Marchant*, rue des Gr.-Augustins.

DES ESQUINANCIES DES CHEVAUX, DES BÊTES À CORNES ET DES PORCS.

Il est bon d'avertir d'avance que je me suis fait une loi sévère de conserver, autant que je l'ai pu, les mêmes expressions employées par mon Père, sur-tout dans la description des maladies. M'appuyant sur l'autorité respectable d'un médecin doué d'autant de franchise que de génie, du célèbre T. Bordeu, je suis convaincu que beaucoup de ces mots populaires, trop méprisés sans doute, sont souvent l'expression et le langage de la nature, que je n'aurais pu que défigurer par des mots plus scientifiques, c'est-à-dire, « en y substituant, comme le dit » Bordeu, le langage des écoles ». D'ailleurs (et cette raison est péremptoire), il fallait que je restasse intelligible pour l'habitant des campagnes, auquel cet ouvrage est principalement destiné.

DES ESQUINANCIES DES CHEVAUX.

ARTICLE PREMIER.

De l'Esquinancie simple des Chevaux.

LA langue enflée, la bouche échauffée et baveuse, et la gorge enflammée, désignent l'Esquinancie simple. Dans cette maladie, les chevaux portent la tête basse et pendante, ayant peine à la soutenir; elle enfle quelquefois, et quelquefois si fort, à ce que l'on rapporte, que plusieurs en sont morts. Mais un pareil accident n'aura sans doute pu résulter que de la négligence des personnes; car une Esquinancie simple, prise dans son principe et d'une manière convenable, on peut être sûr de la guérir en deux heures.

Traitement.

Saigner de la langue et du palais, mettre le cheval au mastigadour, lui gargariser la bouche pour le faire baver, et tenir sa tête dans sa situation ordinaire, pour détourner de cette partie l'affluence des humeurs; voilà ce qu'il convient de faire dans l'Esquinancie simple des chevaux.

Le gargarisme suivant était celui que mon père employait habituellement.

> Prenez sommités et feuilles de ronce, hachez-les, faites-les bouillir dans de l'eau; passez, et ajoutez à la colature du vinaigre et du sel.

Cependant, il est des cas, assez rares à la vérité, où l'orifice du gosier menacerait de se boucher par la trop grande enflure; il faudrait alors faire avaler le remède ci-après, mais lentement et le plus chaud possible:

> Prenez une livre d'eau-de-vie, versez-la dans quelque vaisseau convenable, et mettez-y le feu. Pendant qu'elle brûlera, faites-y fondre petit à petit un quarteron de sucre blanc, et laissez-la brûler suffisamment.

Quoi que l'on puisse en dire, ce remède est éprouvé dans cette circonstance; il a également réussi bien des fois qu'il a été conseillé en gargarisme pour les hommes dans le même cas.

Il arrive encore que la gorge devient aussi

enflée en dehors; incorporez de la litharge d'or dans du beurre, et graissez-la plusieurs fois.

Article II.

De l'Esquinancie maligne des Chevaux.

Comme cette maladie ne diffère de la troisième espèce d'Esquinancie, que par la circonstance de n'être pas épizootique ou contagieuse, et que les signes et la méthode de traitement que nous avons à donner de toutes les deux sont absolument les mêmes, nous allons passer à l'article de l'Esquinancie maligne et contagieuse, auquel nous renvoyons pour celui-ci.

Article III.

De l'Esquinancie maligne et contagieuse des Chevaux.

Cette Esquinancie attaque, pour l'ordinaire, presque tous les chevaux de la même écurie en même temps; elle infecte même quelquefois épizootiquement plusieurs écuries dans le même canton ; et sa présence se signale toujours, plus ou moins, par la mortalité.

Signes de l'Esquinancie maligne et contagieuse.

Lorsque les chevaux en sont attaqués, ils ont la langue un peu enflée ; la bouche est échauffée et baveuse, et la gorge enflammée. Ces signes, qui sont les signes généraux de l'Esquinancie simple, sont, au commencement, bien moins énergiques dans l'Esquinancie maligne ; de manière qu'ils s'enveloppent alors, par leur peu d'apparence, dans une sorte d'obscurité trompeuse qui les fait méconnaître : de là vient, sans doute, que l'existence de cette espèce d'Esquinancie a été méconnue jusqu'à ce jour, comme nous l'observerons plus loin. Les chevaux ont quelquefois peine à respirer, avec un battement de flancs plus ou moins considérable ; et quand la maladie est portée au plus haut degré, ils battent des flancs et soufflent comme les chevaux poussifs que l'on a fait courir. Il y en a qui sont tellement roides, qu'ils ne marchent, pour ainsi parler, que tout d'une pièce, et que, pour les sortir de l'écurie, on est obligé de leur faire faire un certain circuit, parce qu'ils ne peuvent se plier librement. Les uns jeteront des glaires par la bouche et par les naseaux, et les maréchaux appellent cela *gourme de feu*, parce qu'ils ne voient point la présence de l'Esquinancie ; il se formera à d'autres des abcès dessous la ganache, et les uns et les autres auront la fièvre, et quelquefois aussi la toux. Ces phénomènes, qui paraissent plus ou moins suivant le caractère et l'intensité de la maladie, sont variables ; de sorte que, dans une Esquinancie contagieuse ou épizootique, il serait inutile autant qu'absurde de vouloir trouver à chaque individu constamment les mêmes symptômes, et aux symptômes les mêmes degrés dans tous les individus. Cette variété dépend d'une diversité de circonstances que l'on ne saurait apprécier le plus souvent : l'essentiel, c'est de pouvoir observer les phénomènes individuels, pour se diriger dans le traitement de chaque sujet.

L'Esquinancie maligne et contagieuse est plus ou moins dangereuse suivant la malignité de l'inflammation de la langue, du gosier et du conduit de la respiration. La cause première du grand battement de flancs qu'on y voit survenir assez souvent, n'est point une fièvre très-aiguë qui serait la maladie primitive, comme on le croit communément, mais bien la difficulté de respirer, qui est l'appanage assez ordinaire de cette Esquinancie, à cause de l'inflammation des parties voisines du conduit de la respiration. La fièvre ne doit être considérée ici que comme symptomatique, et la principale attention du vrai praticien doit toujours se porter d'abord du côté de la maladie essentielle : si vous calmez à temps la malignité de l'inflammation locale, cause de tous les désordres subséquens, vous préviendrez toute fièvre dangereuse.

Traitement.

Il faut saigner vos chevaux des veines de dessous la langue, et de celles du palais, les brider avec le mastigadour pour faire tomber ce sang corrompu, ainsi que les glaires amassées dans la bouche ; après quoi vous gargariserez celle-ci, d'intervalle en intervalle, avec le gargarisme prescrit à l'article premier, mais en y faisant fondre un peu de vitriol bleu.

Vous répéterez l'emploi de ce gargarisme

toutes les demi-heures aux chevaux qui bavent continuellement ; ce sera le moyen de seconder la nature, qui cherche à se débarrasser, par cette voie, du venin de la maladie ; ce sera celui de calmer le feu et l'inflammation, et de mettre obstacle à leurs effets funestes. Il faut aussi, dans les mêmes vues, injecter de la décoction de feuilles de ronces dans les naseaux de ceux qui jettent par cet organe. N'oubliez pas non plus d'administrer des lavemens aux animaux qui battent des flancs, ou qui auront les flancs coupés. En voici la formule :

> Faites bouillir dans suffisante quantité d'eau, avec du son, feuilles de mauve, de mercuriale, fleurs de camomille, graine de lin. Si vous manquez de quelques-uns de ces objets, vous renforcerez la dose de ceux que vous aurez sous la main.

Mon père donnait encore avec beaucoup de succès à ceux qui avaient les flancs coupés, une dose de la poudre prescrite pag. 71 de la troisième édition de l'*Exposition d'une nouvelle doctrine sur la Méd. des Chevaux* : c'était dans l'intention de pousser principalement par la peau ; et il réitérait la même dose le lendemain et le jour suivant, selon le besoin (1).

Dans le commencement de cette maladie, il ne faut pas employer la saignée du cou, de peur d'attirer la fluxion sur les poumons, comme mon père l'a vu arriver quelquefois. Mais si, après avoir répété çelles de la langue et du palais, la fièvre qui se joindrait à l'Esquinancie ne venait pas à se calmer, il faudrait alors recourir à la première sans aucun retard, par la raison qu'il faut amortir instamment cette fièvre, si l'on ne veut pas qu'elle devienne fâcheuse. Vous faites donc alors deux, trois ou quatre saignées, à une demi-heure l'une de l'autre, mais sans tirer chaque fois plus de deux livres de sang; et dans l'intervalle vous administrez des lave-

---

(1) Voici la composition de ce remède, en faveur de ceux qui n'ont pas notre premier ouvrage :

« Prenez parties égales de semence de nielle, » de poudre cordiale, et de quatre semences » chaudes; pulvérisez, et mêlez le tout en- » semble. La dose est d'une once pour un » cheval ordinaire ; la moitié suffit à un » moindre et à un poulain, et il en faut une » once et demie pour un sujet fort et vigou- » reux ».

mens, pour ralentir le battement des flancs.

Vous mettrez vos chevaux à la diète dès le commencement de la maladie, en ne leur donnant que du son et l'eau blanche pour nourriture.

Par ce traitement, tout simple qu'il est, mon père arrêtait les progrès de l'Esquinancie contagieuse. « Je ne faisais rien autre chose, » dit-il, et je guérissais tous les chevaux ». Il ajoute : « La dernière fois que j'ai eu oc- » casion de voir cette maladie, douze che- » vaux en étaient attaqués dans une même » écurie. Il en était déjà mort deux avant mon » arrivée ; deux autres souffraient tellement, » que je désespérai de pouvoir les sauver : » ils battaient extrêmement des flancs, et à » peine pouvaient-ils respirer ; ils jetaient » par la bouche et par les naseaux quantité » de glaires ; ils ne pouvaient presque plus » se mouvoir de roideur ; enfin, ils étaient » sans corps, avec le ventre retiré. Cepen- » dant, avec ma méthode, j'ai mis, dans » les vingt-quatre heures, ces deux chevaux » hors de danger ; et ils guérirent, ainsi que » tous les autres ».

Réflexions.

Nous avons dit, au commencement de cet article, que l'Esquinancie maligne et contagieuse est une maladie qui a été méconnue jusqu'aujourd'hui; et cependant elle est assez commune dans les campagnes. Mais les auteurs qui ont écrit sur l'art vétérinaire, la prenant pour toute autre chose que ce qu'elle est, lui ont donné plusieurs noms que nous rejetons à bon droit, étant tous abusifs, puisqu'ils servent, ou à ne rien désigner du tout, ou à ne désigner que les effets qui l'accompagnent et la suivent, et les suites qui en résultent par le défaut de traitement convenable : tels sont *mal de tête*, *mal de feu* ou *d'Espagne*, *fièvre pestilentielle*, *très-aiguë*, *et inflammatoire*; et l'on dit que c'est une maladie très-fâcheuse, et dont on ne connaît pas la cause.

Fâcheuse, oui sans doute; mais moins encore par elle-même que par toutes ces dénominations.... Combien elles sont fautives! En effet, peut-on révoquer en doute qu'une fluxion dans la gorge, l'arrière-bouche et à la langue, ne soit une Esquinancie, et qu'il ne faille pas lui chercher d'autres noms ? Pourquoi donc les experts se sont-ils trompés à cette maladie, et leur sagacité s'est-elle trouvée jusqu'ici en défaut sur son existence? La réponse est facile : c'est qu'ils ne se sont pas donné la peine d'ouvrir la bouche de l'animal malade dans le commencement de son mal, ou plutôt qu'ils n'y ont point songé ; et que, partant d'un point de vue erroné, ils ont toujours cru que c'était l'inflammation supposée essentielle du corps qui produisait accidentellement la chaleur et l'inflammation particulière de la gorge et de la bouche, tandis qu'il en est tout autrement : l'Esquinancie est l'affection primordiale ; car, pour peu qu'on y prenne garde, on découvre qu'elle est antérieure à toute autre affection ; et en la traitant dans son principe, on évite cet embrasement de l'intérieur, que les auteurs ont seul remarqué, et qui, n'étant qu'une suite de la maladie, n'en fait pas le caractère. On verra plus loin qu'il en est de même de l'Esquinancie maligne, et de l'Esquinancie maligne et contagieuse des Bêtes à cornes, ces maladies n'ayant point été mieux connues ; et que l'on s'est également perdu dans l'observation de leurs phénomènes, parce qu'on n'a pas su se mettre non plus sous le seul point de vue véritable pour les considérer.

Il est encore contraire à l'esprit d'une bonne observation, d'imaginer, comme les auteurs dont nous venons de parler, que c'est une fièvre à la tête, au cerveau, qui occasionne dans cette maladie le flux des glaires par la bouche et les naseaux. Cet effet est commun dans l'Esquinancie ; il est produit par les efforts que fait la nature pour se débarrasser.

DES ESQUINANCIES DES BÊTES A CORNES.

Les Bêtes à cornes ne sont pas sujettes à un aussi grand nombre de maladies que les chevaux ; celles auxquelles elles sont le plus souvent en proie, sont des Esquinancies, beaucoup plus communes dans cette classe d'animaux domestiques que dans l'autre. Nous allons les faire connaître ; et nos observations, également neuves, et plus importantes encore, seront exposées avec la même simplicité.

Article premier.

De l'Esquinancie simple des Bêtes à cornes.

La langue vient à enfler considérablement ; l'animal bat des flancs, souffle, a peine à respirer, et il jette quantité de glaires par la bouche et par les naseaux ; la respiration est d'autant plus gênée, que la maladie est plus aiguë.

A ces signes ordinaires, tout le monde

reconnaît l'Esquinancie ; et c'est celle-ci que nous appelons *Esquinancie simple.*

Traitement.

Il faut saigner de la langue. Un aide saisira d'une main l'animal par la corne, et le tiendra de l'autre par les naseaux, pour vous donner la facilité de prendre la langue et de piquer avec une flammette les veines de dessous en deux ou trois endroits. On a quelquefois assez de peine à y parvenir, parce que la vache ne veut pas s'y prêter, à cause de la douleur qu'elle ressent ; mais on en vient à bout avec de l'adresse. Mettez-la au mastigadour, pour la faire bien saigner ; et ensuite, avec un mélange composé de lierre terrestre bien pilé, de sel et de vinaigre, frottez très-souvent l'intérieur de la bouche et la langue, pour exciter une salivation abondante et une abondante sortie d'humeurs. Si la maladie ne se calme point, vous devez répéter la saignée de la langue, en faire une au palais, et employer encore le même mélange. Très-souvent ces moyens guérissent l'Esquinancie en une heure de temps ; du moins y a-t-il pour l'ordinaire un grand amendement.

Quand les yeux et la tête deviendront enflés dans cette maladie, en jetant de l'eau fraîche dessus, l'enflure disparaîtra bientôt.

L'Esquinancie simple étant rebelle, si les saignées de la langue, du palais, et le gargarisme souvent répété ne servent pas à l'appaiser, vous devez alors, en continuant toujours l'usage de celui-ci, recourir à la saignée du cou, et administrer des lavemens. Au moyen de ces secours combinés, la maladie se dissipera. Mais il ne faudra jamais saigner du cou, avant que d'avoir suffisamment saigné de la langue, dans la crainte de détourner la fluxion et de l'amener dans la poitrine, ainsi que nous l'avons déjà fait observer pour les chevaux. Cette remarque est applicable à toutes les espèces d'Esquinancies où il conviendra de saigner du cou.

Les Bêtes à cornes qui ont l'Esquinancie simple, meurent en très-peu de temps quand on les néglige; elles guérissent aussi facilement, lorsqu'on les traite dès le commencement, et d'une manière appropriée.

Vous gargariserez encore plusieurs fois la bouche de l'animal pendant plusieurs jours après la guérison, en employant alors le mélange de décoction de ronce, de vinaigre et

de

de sel, prescrit page 3. Vous donnez encore aussi quelques lavemens, si cela vous paraît nécessaire.

ARTICLE II.

De l'Esquinancie maligne des Bêtes à cornes.

Cet animal domestique est beaucoup plus souvent attaqué d'une Esquinancie que nous appelerons *maligne*, à cause de sa marche sourde et insidieuse. C'est cette sorte d'affection si commune, dont il périt tant de vaches en huit ou quinze jours de maladie; et il n'en devrait presque point périr, si on la connaissait bien, et qu'on la traitât à temps et convenablement. « Mais je n'ai jamais, » dit mon père, rencontré personne qui l'eût » connue. Lorsqu'une bête en est atteinte, » l'on dit ici, *cette vache est attaquée d'un* » *grand feu*, vulgairement *de chaud sang*, » ou *d'un sang refroidi*, vulgairement *de* » *froid sang*, selon la tournure qu'on veut » bien donner à la maladie; et si la fièvre » devient forte et dangereuse, c'est *une fièvre* » *putride*, parce qu'on ne sait pas qu'elle est

» une fièvre symptomatique, provenant de » l'Esquinancie maligne négligée ».

Quoiqu'on ne connaisse point une maladie, il faut en effet bien faire feinte de la connaître; or, en lui donnant ainsi quelque nom en l'air, on s'en tire toujours à merveille auprès du vulgaire ignorant. Mais comme cette maladie n'est pas toujours mortelle par elle-même, lorsqu'elle vient à se terminer heureusement, la guérison, en ce cas, doit en être rapportée toute entière au hasard, à la nature, et non pas aux ressources imaginaires d'un art aveugle.

L'Esquinancie maligne des Bêtes à cornes étant ainsi méconnue, et par suite toujours traitée mal, comme elle l'est universellement, si elle ne les conduit pas toujours à la mort, en jette beaucoup dans la langueur et le dépérissement.

Signes de l'Esquinancie maligne des Bêtes à cornes.

Il est difficile de reconnaître cette espèce d'Esquinancie au moment de son invasion. Elle commence par des degrés insensibles, avant de se déclarer ouvertement : la langue n'est que très-peu enflée, les flancs ne battent que légèrement, et il existe une petite fièvre, pour ainsi dire imperceptible dans les commencemens. L'animal étant debout, paraît faible et chancelant sur ses jambes. La bouche devient échauffée et baveuse, et il a peine à manger et à boire, à cause de la douleur. Ces premiers symptômes sont plus ou moins apparens suivant le caractère de la maladie, et ils augmenteront plus ou moins suivant ses progrès. Souvent la bouche donnera sortie à beaucoup de glaires, de même que les naseaux, et quelquefois aussi les yeux; celle-là s'enflammera plus ou moins; la fièvre deviendra plus ou moins violente; l'animal aura quelquefois la toux, et quelquefois il se plaint et gémit.

Quand il ne vient plus de beurre chez vos vaches laitières, ou que vous ne pouvez plus en avoir sinon à force de le battre, et qu'il ne vient qu'en grains, ou mousseux, visitez-les; vous découvrirez sûrement parmi quelques-unes la présence de l'Esquinancie maligne.

Lorsque vous voyez qu'une Bête à cornes est malade, sans avoir le ventre enflé ni le flux de sang, qui sont des maladies connues de tout le monde, regardez à ses flancs : s'ils se retirent en dedans, et font apercevoir un battement léger, c'est qu'elle a une fièvre lente, laquelle proviendra le plus souvent de l'Esquinancie maligne. Mais pour vous en convaincre tout-à-fait, vous n'avez qu'à ouvrir sa bouche : si vous trouvez celle-ci enflammée et baveuse, et la langue un peu enflée, vous avez alors les signes caractéristiques de notre maladie.

Traitement.

Le premier jour, vous traitez l'Esquinancie maligne par la même méthode prescrite ci-devant pour l'Esquinancie simple. Le lendemain, vous répéterez exactement le gargarisme toutes les quatre à cinq heures ; et ensuite, si la maladie ne se dissipe pas, vous réitérerez la saignée de la langue et l'emploi du mastigadour, et continuerez à gargariser la bouche jusqu'à ce que la chaleur en soit calmée.

Cependant il ne faut point ici faire faire diète à cette époque, pour ne pas trop abattre les forces ; mais il est nécessaire de mettre du son dans le boire. Ce n'est que dans le cas où, la maladie s'aggravant, l'animal refuserait le manger, que vous ne lui donnerez plus que du pain et du son bouillis dans de l'eau.

Lorsque cette maladie est bien traitée, et prise dès le commencement, elle cesse le plus souvent le deuxième ou troisième jour; rarement passe-t-elle le quatrième, à moins de circonstances extraordinaires et particulières.

Comme donc il y a du plus ou du moins, si elle n'est pas dissipée au bout de ce temps, vous continuez avec soin le même traitement, mais en le modifiant alors selon les circonstances que nous spécifierons bientôt; car, si on néglige de la guérir, l'inflammation de la bouche augmente, et devient fort souvent considérable; et comme il vient à s'y former des glaires en abondance, une partie de ces glaires étant entraînés dans l'estomac avec le manger et le boire, se trouvent, comme eux, travaillés par les forces de la digestion; d'où il résulte une multitude d'accidens et de symptômes, tous plus funestes les uns que les autres : la fièvre devient très-aiguë, l'inflammation se propage dans le corps, attaque les parties nobles, les fonctions naturelles sont bouleversées, les animaux fientent dur, ou ne fienteront plus ou que peu, ou bien ils ont le flux de ventre ; et un si grand nombre d'individus, lesquels donnant ces symptômes, succombent, comme nous l'avons observé, en huit ou quinze jours de maladie, ne périssent tous que des suites de l'Esquinancie maligne négligée, de cette Esquinancie qui ne devient aussi désastreuse que parce qu'on ne la connaît pas pour la traiter et la guérir dans son origine.

Dans l'ouverture des animaux morts de l'Esquinancie maligne, outre qu'on trouve les parties rongées par l'inflammation, on voit quelquefois dans le sac les alimens et la fiente, que l'action expultrice n'aura pu chasser, endurcis et cimentés par pièces comme des gâteaux de pain d'épices ; or, ce sont les glaires de la bouche, qui, se liant avec la nourriture prise, sont la cause matérielle de ces effets, en pervertissant les fonctions naturelles.

Ainsi, d'un côté, lorsque des Bêtes à cornes attaquées de cette maladie seront constipées, vous leur donnerez successivement plusieurs lavemens, en même temps que vous gargariserez toujours très-fréquemment la bouche. Si ces lavemens peuvent relâcher le ventre, il n'y a rien autre chose à faire pour cet objet ; mais s'ils n'ont pas des effets bien prononcés, vous devrez alors faire prendre en breuvage trois ou quatre gros de gilla-vitrioli dissous dans de l'eau. Ce remède est très-efficace pour déboucher les animaux, et chasser les ordures du corps.

Mais quand elles auront, au contraire, la diarrhée, vous leur donnerez avec la corne un gros d'opium que vous aurez bien fait fondre dans un verre d'eau chaude ; vous administrerez en même temps des lavemens de lait récent.

Cependant vous saignerez aussi du cou dans le cas d'une fièvre violente, à moins que la diarrhée n'existe ; dans cette dernière circonstance, l'opium suffira.

Et quand certaines Bêtes, dans l'Esquinancie maligne, viennent à avoir l'extérieur de la gorge et la ganache enflés, vous placerez au poitrail, entre cuir et chair, une racine d'ellébore noir en forme de séton ; vous donnerez en même temps des coups de flamme sur la tumeur, afin de procurer la sortie des matières qui s'y seront formées.

On doit réitérer l'emploi du gilla-vitrioli, si, quelques jours après l'avoir donné, l'animal se trouve de nouveau pris de constipation.

La maladie terminée, si le sujet reste extrêmement affaibli et languissant, il sera bon, dans la vue de fortifier et de rappeler l'appétit, de lui administrer les pillules fétides, dont voici la composition :

> Prenez parties égales d'assa-fœtida, de baies de laurier et de foie d'antimoine. Ayant pulvérisé séparément ces trois objets, vous les mêlerez ensemble, et en formerez une masse avec quantité suffisante de vinaigre ; de six onces de cette masse, vous ferez trois pillules que vous donnerez à l'animal en trois jours.

Avant de finir, nous ne devons pas oublier de prévenir que lorsque les symptômes de l'Esquinancie maligne sont portés au plus haut degré, alors il faudra combiner, avec les préceptes qui précèdent, les circonstances du traitement de l'Esquinancie maligne et contagieuse ci-après ; car, ainsi que nous le remarquerons à l'article suivant, ces deux maladies ne diffèrent, pour ainsi dire, que par nuances, et elles ont quelquefois à-peu-près la même terminaison.

Tel est le plan du traitement qui convient dans l'Esquinancie maligne, traitement simple, mais nouveau, et qu'il est on ne peut pas plus essentiel de faire connaître et de répandre par-tout, parce que de là dépend la conservation de plusieurs milliers de Bêtes à cornes. En effet, sur quarante, par exemple, qui viennent à être malades, mon père a observé qu'il y en avait toujours bien la moitié qui le sont de cette maladie, tant elle est commune, quoiqu'elle eût été méconnue jusqu'aujourd'hui.

Article III.

De l'Esquinancie maligne et contagieuse des Bêtes à cornes.

Mon père demande si, parmi les maladies épizootiques des Bêtes à cornes qui, depuis près d'un siècle, ont fait de si grands ravages en différentes contrées, plusieurs ne seraient pas une Esquinancie maligne et contagieuse, mais foncièrement plus maligne que celle dont il est traité dans l'article précédent (1); au

---

(1) Je répondrai peut-être quelque jour à cette question, qui est du plus grand intérêt; et malgré tant de confusion et tant de préjugés qui se trouvent malheureusement dans les ouvrages qui ont successivement paru sur les épizooties, j'espérerais y répondre d'une manière satisfaisante.

moins a-t-il reconnu pour telle l'épizootie qui a régné en Flandre, en Artois et en Boulonvais pendant les années 1771, 72 et 73, et qui a reparu, depuis cette époque, dans plusieurs cantons de l'Artois et de la Picardie. C'étaient à-peu-près la même marche et les mêmes symptômes qu'à l'Esquinancie maligne, mais à un plus haut degré, avec la différence que celle-là était épizootique; c'est-à-dire, que quand une vache venait à en être attaquée dans une étable ou dans une pâture, beaucoup ou même la plupart de celles qui habitaient la même étable ou qui fréquentaient la même pâture, la contractaient bientôt, et qu'elle se propageait de village à autre. Les signes de l'invasion étaient ceux-ci : yeux rouges, langue un peu enflée, bouche baveuse, et les flancs altérés comme imperceptiblement. Si on avait su apercevoir ces premiers symptômes au moment de leur naissance, ainsi que l'a fait mon père, l'on eût facilement conclu, comme lui, que les Bêtes à cornes avaient déjà une affection maligne, et que cette affection était proprement une Esquinancie. Cependant (et c'est ce qui faisait qu'on y était trompé) elles mangeaient et buvaient encore très-bien à cette époque; il aurait fallu véritablement y penser, pour découvrir que les germes de l'épizootie s'étaient déjà développés en elles, et qu'elles étaient réellement malades; enfin elles ne perdaient l'appétit que lorsque la maladie était parvenue sourdement à se mettre dans le corps; alors elle arrêtait les actions de la nature, causait une fièvre très-aiguë, l'inflammation, la putridité, la gangrène dans diverses parties, leurs suites les plus funestes, et la mort.

Personne n'a connu cette cruelle maladie (1), ni la méthode de traitement qui lui

---

(1) Mon père n'avait pas connaissance d'un mémoire intéressant, quoique rédigé d'après des communications trop superficielles, qui a été publié en 1770 sur l'Esquinancie gangreneuse, par BOURGELAT. On s'en apercevra facilement d'ailleurs : on ne trouve dans le mémoire intitulé *École vétérinaire*, ni cette division des Esquinancies en simple, maligne, et maligne et contagieuse, qui, si l'on veut bien se mettre sous le point de vue d'où elles ont été reconnues et observées, paraîtra encore la plus caractéristique de toutes celles qu'on en ait donné, quoique, en bonne Nosologie, il soit aisé d'en trouver aujourd'hui de meilleures; ni cette découverte importante de l'Esquinancie maligne et de sa fréquence; ni l'espèce d'identité, non moins importante à connaître, entre cette dernière et l'épizootie; ni sur-tout la connais-

convenait ; et cela n'est point étonnant : lorsque les premiers signes, les signes vraiment indicatifs, avaient échappé à tous les yeux, à quel principe pouvoir alors ramener la diversité des phénomènes subséquens, la complication des symptômes? Chacun cepen-

---

sance de la maladie dès le premier acte de sa formation ; ni aucun des moyens curatifs qui se trouvent ici ; ni enfin, à parler généralement, cette coordination les uns avec les autres, de tous les faits observés dans le système entier des Esquinancies des animaux, qui caractérise éminemment l'ensemble du travail que nous offrons au public. Notre instruction forme donc un corps de doctrine toute nouvelle, et tout y appartient à mon père ; ce qui ne pourrait se dire, pour deux raisons, du mémoire rédigé par BOURGELAT, 1°. dont le fonds, comme chacun sait, est visiblement dû aux médecins Anglais ; 2°. il ne renferme qu'un fait unique, isolé, sans présenter aucun de ces résultats généraux dont la fécondité dans les sciences, malgré qu'on en dise, en atteste assez la valeur : de manière qu'il n'y a eu de véritablement heureux que l'application d'un fait connu en médecine à une circonstance particulière de l'art vétérinaire ; sorte de mérite que nous serions d'ailleurs d'autant plus éloignés de déprécier, qu'il servirait à confirmer, s'il en était besoin, combien mon père, sans les mêmes secours, a su bien voir, par sa seule sagacité, dans des circonstances analogues.

dant faisait ce qu'il pouvait, et appelait à son secours experts sur experts; mais ceux-ci ne réussirent pas mieux que les moins instruits. Pour tâcher d'acquérir au moins quelques lumières tardives, on fit ouvrir grand nombre de cadavres. L'on vit bien, tantôt sur une partie, et tantôt sur d'autres, les tristes effets du mal, mais on ne vit pas plus loin : l'examen anatomique n'en dévoila ni l'origine ni la cause ; de sorte que l'on peut dire ici, comme en bien d'autres occasions, que la mort a laissé ignorer la cause de la mort.

Traitement.

Quand une épizootie reparaîtra en quelque endroit, si l'on reconnaît par les signes que nous avons indiqués à l'article précédent, qu'elle est du genre des Esquinancies malignes, alors il faudra visiter assidûment ses Bêtes à cornes, avoir toujours égard si la langue n'est pas un peu enflée, la bouche échauffée, baveuse, et si elles ne battent pas légèrement des flancs ; retirer des pâtures et mettre dans une étable particulière celles en qui on trouvera successivement ces signes, et les traiter comme dans l'Esquinancie maligne, avec les modifications suivantes.

Mais nous observerons, en passant, que pour celles qui n'en sont pas encore attaquées, il ne leur faut point de remèdes; cela leur serait inutile. « Je ne connais, dit mon père, » d'autre recette préservative prescrite par » le bon sens contre la contagion, que celle » de mettre soigneusement les bêtes saines » à l'abri de toute communication avec les » bêtes malades, avec leurs étables, avec » leurs pâturages, et avec les personnes qui » en ont soin (1) ».

Vous bridez avec le mastigadour les vaches chez qui vous aurez reconnu les premiers symptômes de la maladie ; vous gargarisez la bouche avec le gargarisme de la page 15; vous en faites tomber les glaires et ordures qui s'y

---

(1) Si réellement on suivait avec soin ce procédé préservatif, adieu l'*invisibili gladio* des poëtes, ressuscité par la ressource banale des auteurs épizootistes qui veulent nous expliquer tout par des qualités occultes ou des causes merveilleuses et imaginaires. Le rôle du poëte est d'inventer sans doute, mais le physicien qui l'imite est au-dessous du sien : grande vérité qui, malgré le pompeux fracas de tant d'expériences dites *exactes* que l'on nous débite chaque année sur les diverses parties de la nature, n'en sera pas moins un jour la condamnation de plusieurs de nos systêmes.

amassent ; vous ôtez ensuite le mastigadour, et vous gargariserez de nouveau, en vous servant alors du mélange de décoction de ronce, de vinaigre et de sel, ordonné p. 3, mais auquel vous aurez ajouté un peu de vitriol bleu et de la thériaque choisie. Répétez cette pratique nombre de fois dans la journée, et présentez souvent à boire et à manger, mais très-peu à la fois, et jamais que la bouche n'ait été bien nettoyée. La nourriture prise, et dans l'intervalle des gargarismes, vous mettrez un billot d'assa-fœtida dans la bouche ; vous devez user en même temps de quelques fumigations émollientes et légèrement aromatiques ; cela adoucit, fait baver, décharge la tête et réjouit les esprits.

Par cette méthode combinée avec les saignées de la langue et du palais, et employée dès le principe, vous aidez à la salivation, qui peut alors devenir critique et diminuer le danger ; vous empêchez que les glaires ne soient avalés et introduits dans l'intérieur ; vous calmez l'inflammation particulière de la gorge et de la bouche, et vous en préviendrez la propagation dans le corps.

Dans l'Esquinancie maligne et contagieuse, lorsque le corps commence à être attaqué, il faut sans aucun retard en chasser les ordures et en calmer l'inflammation, causes de tous les désordres futurs. Vous faites prendre trois ou quatre gros de gilla-vitrioli, et plusieurs fois, si la circonstance le demande; vous administrez en même temps des lavemens, autant et à mesure qu'il en est besoin.

Cependant, vous donnez toujours un peu de nourriture aux Bêtes à cornes qui n'auront pas perdu l'appétit; celles qui n'en auront plus, devront vivre exclusivement de pain et de son bouillis dans de l'eau.

Au commencement et dans le fort de la maladie, vous ferez prendre à vos animaux quatre à cinq pots par jour de la tisanne suivante :

Faites bouillir dans de l'eau sommités et feuilles de ronce, lierre rampant, le tout haché, et graine de lin; passez, et mettez dans chaque pot une demi-poignée de sel de cuisine, et un demi-verre de bon vinaigre.

Cette tisanne est excellente; elle prévient ou calme l'inflammation du corps, et empêche les excrémens de se dessécher et durcir; le sel excite les animaux à la boire sans dégoût.

Pour

Pour calmer l'ardeur de la fièvre, donnez l'opium de la manière qu'il est dit page [illegible], et plusieurs fois s'il en est besoin.

Quand, après y avoir eu de l'amendement, la fièvre redeviendra aiguë, c'est que le venin de la maladie aura repris assez de force pour se mettre au-dessus des remèdes. Les bêtes sont alors en grand péril. Faites-leur prendre trente-six grains de kermès minéral, et couvrez-les bien; il pourra survenir des boutons sur la peau, comme il en vient quelquefois spontanément, d'une manière critique, à plusieurs de celles qui réchappent d'elles-mêmes. Mon père a réussi, par ce procédé, à guérir des Bêtes à cornes désespérées.

Mais quand elles auront les bords et les coins des lèvres froids, tout secours est infructueux, et la mort inévitable.

Pour les individus qui s'enflent dans le cours de cette maladie, vous devez les saigner aussi-tôt du cou, et réitérer cette opération jusqu'à ce qu'elles soient désenflées.

En exécutant avec intelligence cette méthode de traitement, vous pourrez prétendre de combattre avec succès les progrès de l'épizootie; beaucoup de vos Bêtes à cornes guériront. Vouloir les guérir toutes, serait

C

une prétention absurde. C'est comme partout ailleurs : telle maladie que ce soit, si elle est trop violente, il faut bien céder. Ainsi, lorsque le venin de l'Esquinancie maligne et contagieuse surpassera la vertu des remèdes et les forces de la nature, il faut bien que les animaux périssent. Mais il s'en trouve qui ne sont point attaqués à ce degré extrême, et qui guérissent d'eux-mêmes, sans avoir été traités. Or, qui empêcherait de croire que même la plupart guériraient, en les traitant, sur-tout dès le principe de la maladie, par des moyens appropriés, c'est-à-dire, en aidant alors la nature, et en la suivant dans tous les cas subséquens, pour l'aider toujours. « Et que l'on veuille » bien se persuader, dit mon père, que la » route que nous venons de tracer pour par- » venir à cette heureuse fin de l'art, n'est » pas le rêve de l'illusion, mais le résultat » réel de l'observation, et d'une observation » exacte. *Experto crede Roberto* (1). Je n'ai

(1) Proverbe familier, même à ceux qui ne savent pas la langue latine, et que mon père emploie ici, avec sa bonhomie villageoise, en faisant allusion à son prénom. J'avoue que je n'ai pu m'empêcher de le conserver, par la vénération que je porte

» traité l'épizootie que dans les derniers temps
» qu'elle était dans nos provinces. Aux pre-
» mières vaches que j'ai vues, j'ai reconnu
» la présence de l'Esquinancie. J'espérais les
» guérir, en leur administrant les remèdes
» propres à l'Esquinancie simple ; mais mon
» espoir a été vain. Je ne me suis cependant
» pas découragé : une maladie connue est,
» dit-on, à moitié guérie. J'ai suivi celle-ci
» dans tout son cours; j'ai encore tenté bien des
» remèdes inutiles; à la fin, j'en suis venu
» au traitement que je viens d'exposer; il
» réussissait merveilleusement, et j'avais
» acquis toute la confiance des propriétaires,
» lorsqu'il fut ordonné d'assommer les ani-
» maux, avec défense à des personnes privées
» d'en traiter. Mais j'en ai assez fait pour dé-
» couvrir l'origine et les caractères, ainsi que
» le traitement approprié de cette cruelle
» épizootie. Je me flatte enfin que lorsqu'elle

à l'auteur de mes jours; tout m'est sacré en lui, et malheur à celui qui voudrait rire de l'allusion ! Il ne connaîtra jamais le sentiment de l'homme sublime et infortuné qui, en l'écrivant dans des mémoires qui lui ont donné la mort à les rédiger, en appelait, lorsqu'il ne serait plus, à la justice qu'il n'a pu obtenir de son vivant. (Voyez l'*Exposition d'une nouvelle Doctrine*, etc.)

» viendra à reparaître en quelque contrée, » on suivra, pour la combattre, ma mé- » thode, en l'étendant et la perfectionnant » autant que doivent le permettre des obser- » vations ultérieures plus long-temps conti- » nuées. Quant à moi, voilà jusqu'où j'ai » pu aller ».

Réflexions.

Les Bêtes à cornes qui ont l'Esquinancie contagieuse, donnent les mêmes symptômes apparens que celles qui ont l'Esquinancie maligne; et même cette dernière, lorsque les symptômes en sont portés au plus haut période de malignité, fait à-peu-près les mêmes ravages dans le corps; il n'y a de différence réelle entre ces deux maladies, qu'en ce que la première est proprement plus maligne, et qu'elle est contagieuse ou épizootique. Que faut-il conclure? Que si on eût connu l'Esquinancie maligne et ses progrès, il n'y avait plus qu'un pas à faire pour arriver à la connaissance de l'Esquinancie maligne et contagieuse, dont l'autre n'est, en quelque sorte, pour m'exprimer ainsi, que le diminutif. Alors on aurait pu la traiter convenablement, et en prévenir les suites désastreuses ; tant de bœufs et tant de vaches n'auraient point été assommés et enfouis, à la honte et confusion des gens de l'art.

Erreur commise par des gens de l'art autorisés pour traiter l'épizootie.

Il y a, aux portes de Saint-Omer, des communes qui sont des pâturages pour les bestiaux. Dans le temps que la maladie épizootique régnait dans les environs, il fut expressément défendu d'y laisser entrer aucune vache, avant que de l'avoir gargarisée avec un certain remède composé et fourni par les experts avoués, qui gagnaient ainsi leur argent. Si, par hasard, la contagion eût épargné ces vaches-là, on n'aurait pas manqué de prôner un tel remède comme un grand préservatif; elle ne les épargna point malheureusement. Mais fallait-il attendre l'événement, pour juger de l'insuffisance du moyen ? Comment pouvait-on croire qu'un gargarisme quelconque, employé une seule fois le jour sur des individus qui broutaient ensemble du matin au soir, eût jamais été assez efficace pour les garantir complétement ? L'effet d'une pareille pratique, s'il n'est pas nul à proprement parler, peut-il durer plus d'une heure ou deux ? Ce n'était donc rien contre la contagion, qui était de toutes les heures.

Autre erreur.

Parmi les vaches qui guérissent de l'épizootie, il en est auxquelles il pousse des tumeurs et des boutons de différente espèce sur la peau. Des gens de l'art se sont dit : « Cette » maladie ne serait-elle pas de nature vénérienne, et les vaches comme vérolées » ? Aussi-tôt voilà qu'on s'évertue, et que l'on décide de les faire passer aux grands remèdes. A cet effet fut construit, près de Bergues en Flandre, un bâtiment propre à y diriger le feu convenable, avec des espèces de loges pour y placer les pauvres patientes, qu'on faisait suer et baver tant et plus, avec tous les appareils anti-vénériens; mais le tout fort inutilement : les vaches périssaient.

Dernières réflexions ; — De l'assommement.

Tout cela prouve qu'il faut connaître une maladie avant que de la traiter. Les propriétaires qui ont laissé leurs bestiaux sans traitement, ou qui les ont traités eux-mêmes avec quelques moyens simples, n'en ont pas tant perdu que ceux qui ont confié les leurs à des experts. Ce fait est constant, d'après le témoignage de mon père. Après tant de tentatives vaines ou meurtrières, il a bien fallu avouer son ignorance : mieux valait-il ne rien tenter, que de se diriger par des analogies chimériques, totalement opposées à la nature réelle des choses. Mais quel horrible expédient, aussi barbare que le mot qui l'exprime, a-t-on imaginé à la fin ? Il fut enjoint, lorsqu'on reconnaîtrait dans une étable une seule vache attaquée de l'épizootie, d'assommer, avec elle, toutes les autres de la même étable, quoiqu'elles n'en fussent point attaquées : bon moyen sans doute de se défaire de la maladie, mais en se défaisant des bestiaux! Et malgré quelques raisonnemens spécieux et célèbres (1), et la sanction de l'autorité,

---

(1) Raisonnemens qui ne sont peut-être fondés, en première origine, que sur des autorités de poëtes :

« *Continuò ferro culpam compesce* »,

avait dit VIRGILE il y a déjà bien des siècles. Encore ne fallait-il employer ce moyen que dans la circonstance où il le conseille ; car il ajoute, immédiatement après :

il demeurera toujours en doute, dans l'esprit des gens non préoccupés, de savoir si une pareille loi, exécutée dans toute sa rigueur, ne pouvait pas être bien plus désastreuse que le mal même qu'elle prétendait arrêter.

« *Priùsquam*
Dira per incautum serpant contagia vulgus ».

Que dirait-on d'un médecin qui, sous le spécieux prétexte de servir l'humanité, eût conseillé, par exemple, dans la terrible peste de Marseille, d'étouffer les pestiférés ? .... Le lecteur frémit !...... Eh bien, toute réflexion faite, on peut dire de l'artiste vétérinaire assez inconsidéré pour conseiller et faire adopter, dans les maladies pestilentielles des Bêtes à cornes, une semblable mesure : *Fabula de te narratur.*

DES ESQUINANCIES DES PORCS.

AVANT de traiter de cette maladie, il est nécessaire que nous parlions du *Feu de Saint-Antoine*, avec lequel elle se trouve jointe très-souvent.

ARTICLE PREMIER.

Du Feu de Saint-Antoine.

Quand les Porcs sont attaqués de la maladie ainsi nommée vulgairement, ils ont les oreilles et d'autres parties du corps rouges, avec des taches bleues çà et là; quelquefois ils sont roides, tantôt d'une jambe, tantôt de deux, ordinairement de tout le train de derrière; ils ne marchent que difficilement; ils périssent en très-peu de temps; lorsqu'ils sont morts, ils deviennent tout bleus.

Cette maladie est fort commune; elle paraît toujours contagieuse, et est souvent épizootique; elle fait quelquefois des ravages considérables dans des fermes, même dans des villages entiers.

Moyens préservatifs et curatifs.

Lorsque vous aurez reconnu par les symptômes, et particulièrement par la mort de quelques Porcs, que le Feu de Saint-Antoine règne dans votre étable, il faut aussitôt vous opposer aux progrès de la contagion. Vous devez enfouir profondément ceux qui viennent à périr, et vous appliquer à guérir et à garantir les autres.

Percez le bout des deux oreilles de chacun de vos Porcs, tant des autres étables que de l'étable infectée, si vous en avez dans plusieurs; et enfilez dans chaque trou une petite racine d'ellébore noir, assez longue pour qu'elle passe d'un doigt de chaque côté.

Ce moyen simple et facile garantit de la maladie les animaux encore intacts; et à l'égard de ceux qui déjà l'auront contractée, il en attire le venin sur les oreilles; or, comme les oreilles ne sont pas une partie nécessaire à la vie, en les perdant, l'animal réchappe.

Ce qui prouve indubitablement la dernière vertu qui est ici attribuée à l'ellébore, c'est qu'on voit les oreilles d'abord s'enfler à la base, puis jusqu'au bout, et une escarre se former et tomber; tandis que ces effets sont nuls, une petite escarre exceptée, chez les porcs qui sont restés sains.

Vous pouvez être convaincu que cette racine arrête ainsi les progrès du Feu de Saint-Antoine, quand la maladie est sans complication. Mais lorsqu'elle se trouve compliquée avec l'Esquinancie, alors la contagion ne cesse pas de faire ses ravages. Passons donc à l'Esquinancie.

ARTICLE II.

De l'Esquinancie des Porcs.

Les signes qui font connaître que l'Esquinancie est jointe au Feu de Saint-Antoine, sont la langue enflée, et le flux de ventre, ou la constipation.

Traitement.

Traitez vos Porcs comme les Chevaux et les Bêtes à cornes qui ont l'Esquinancie maligne et contagieuse, en ne leur donnant que la moitié des doses des remèdes.

En conséquence, vous saignerez de la langue et du palais; vous mettrez en usage les gargarismes prescrits, ainsi que la tisanne de la page 32 ; vous donnerez le gilla-vitrioli et des lavemens dans la constipation, et l'opium dans le dévoiement.

Si la gorge s'enfle au dehors, vous la graissez avec du beurre, dans lequel vous aurez incorporé de la litharge d'or; et s'il vient des avives ou des abcès en cette partie, vous les graissez avec le beurre seul, après les avoir percés.

En modifiant ainsi le traitement d'après la nature des circonstances, avec le soin de l'adapter à la constitution des animaux, vous aurez lieu d'espérer de guérir ceux qui ne seront pas incurables. Peu le deviendront, en vous y prenant à temps.

Personne n'a encore su, quand la contagion du Feu de Saint-Antoine ne cessait pas au moyen des racines d'ellébore noir employées en sétons, que c'était parce que l'Esquinancie y était jointe. On connaîtra désormais les cas où ces deux maladies funestes se trouveront réunies ensemble, et l'on préviendra dès-lors les gros intérêts que le dépeuplement d'animaux utiles cause périodiquement à des fermes, à des hameaux, à des villages, et même à des cantons entiers.

F I N.

TABLE
DES MATIÈRES.

Des Esquinancies des Chevaux.

Des Esquinancies des Bêtes a cornes.

Des Esquinancies des Porcs.

Fin de la Table.

Livres nouveaux qui se trouvent chez Marchant, *Rue des Grands-Augustins, n°. 12, près de la rue Saint-André-des-Arcs, à Paris.*

MÉMOIRE sur la Gélatine des Os, et son application à l'économie alimentaire, privée et publique, et principalement à l'économie de l'homme malade et indigent; par Antoine-Alexis Cadet de Vaux, Administrateur de l'Hôpital militaire de Paris, etc. etc. Imprimé et distribué par ordre du Ministre de l'Intérieur. In-8. Prix, 1 fr. 50 c., et 2 f. par la poste.

MÉMOIRE sur la question proposée par la Société des Sciences de Montpellier : « Déterminer par un moyen fixe, simple et à la portée de » tout cultivateur, le moment favorable auquel le vin en fermentation » a acquis toute la force et toute la qualité dont il est susceptible ». Par M. Le Gentil, ex-Prieur de Fontenet, de l'ordre de Cîteaux, membre de plusieurs Sociétés savantes. Vol. in-8. Prix, 3 fr., et 4 fr. par la poste.

DES ARBRES FRUITIERS PYRAMIDAUX, vulgairement appelés Quenouilles, avec la manière d'élever, sous cette forme, tous les arbres à fruits provenant de pepins et de noyaux, pour en faire un objet d'utilité et d'agrément. Par Et. Calvel. An XI. in-12 avec fig. Prix, 1 fr. 50 centimes, et 1 fr. 80 centimes par la poste.

ESSAI sur l'Art d'observer et de faire des expériences; seconde édition, considérablement changée et augmentée. Par J. Senebier, membre associé de l'Institut national, de diverses Académies et Sociétés savantes. 3 vol. in-8. 12 fr., et 15 fr. par la poste.

DESCRIPTION de l'Art du Blanchiment par l'acide muriatique oxigené. In-8. fig. 2 fr., et 2 fr. 25 c. par la poste.

DESCRIPTION et Usages du Berthollimètre ou instrument d'épreuve pour l'acide muriatique oxigené liquide, pour l'indigo et pour l'oxide de manganèse; avec des observations sur l'Art de graver le verre par le gaz acide fluorique : mémoire faisant suite au précédent. Par Descroizilles. In-8. fig. 60 centimes, et 75 c. par la poste.

ESSAI sur le Blanchiment, avec la Description de la nouvelle Méthode de blanchir par la vapeur, d'après le procédé du C. Chaptal; et son application aux arts. Vol. in-8. avec fig. 7 fr., et 8 fr. par la poste.

TRAITÉ des Constructions rurales, dans lequel on apprend la manière de construire, d'ordonner et de distribuer les habitations des champs, les chaumières, les logemens pour les bestiaux, les granges, étables, etc. Ouvrage publié par le Bureau d'Agriculture de Londres, et traduit par C. P. Lasteyrie. 1 vol. in-8. avec un vol. in-4 de planches. 12 francs, et 14 fr. par la poste.

FEUILLE DU CULTIVATEUR, Recueil de toutes les découvertes

et des améliorations qui ont eu lieu en France et chez l'étranger, sur les différentes parties de l'Agriculture et de l'Economie rurale et domestique, depuis l'année 1788; avec l'annonce ou des analyses des productions du même genre qui ont paru depuis la même époque. Ouvrage honoré, pendant sept ans, de la protection spéciale du Gouvernement. Nouvelle édition, publiée en germinal an 10. 9 vol. in-4. de 5 à 700 pag. en petit-romain plein à 2 col. in-12, des notes en mignone (chaque feuille porte le double du cicéro in-8 interligné), cartonnés et étiquetés, 72 fr.

MANUEL nécessaire au villageois pour soigner les Abeilles, les dépouiller dans un instant sans leur nuire, les transvaser, enlever au miel son âcreté, l'employer comme le sucre, faire les hydromels, etc. Avec fig. Par C. P. Lombard, jardinier près Paris. Vol. in-8. Prix, 2 francs, et 2 francs 50 centimes par la poste.

COURS DE CULTURE des Arbres à fruit et de la Vigne des Jardins, divisé en douze leçons, contenant les principes de la plantation, de la greffe, de la taille, etc. Par Lemoine. In-12. Prix, 75 c. et 1 franc par la poste.

MÉMOIRE sur l'amélioration de l'Agriculture par la suppression des Jachères; par M. l'abbé de Commerell. Nouvelle édition, corrigée, et augmentée de deux productions du même genre, qui, en appuyant par des faits la théorie de l'auteur, présentent deux sols de très-mauvaise qualité, améliorés et devenus très-productifs par la suppression des jachères. In-8. 1 franc 25 centimes, et 1 fr. 50 cent. par la poste.

RECUEIL DES RAPPORTS, MÉMOIRES, EXPÉRIENCES, etc. qui ont eu lieu à Paris relativement aux Soupes économiques et aux Fourneaux à la Rumford; suivi d'un Rapport sur la substitution de l'orge mondé au riz, et d'un mémoire sur le gruau d'orge, etc. Par les Citoyens Cadet-Devaux, Decandolle, Delessert et Parmentier. Avec des notes nouvelles de M. Money, sur la composition des Soupes économiques à Londres et à Hambourg. Vol. in-8. avec fig. Prix, 3 fr. pour Paris, et 4 francs par la poste.

DE L'ART DE FAIRE LE VIN; par Adam Fabroni, l'un des savans envoyés par les Puissances amies de la République, pour l'uniformité des poids et mesures; ouvrage couronné par l'Académie Économique de Florence, et traduit par F.-R. Baud. An 10. Vol. in-8. avec tableaux et figures. 3 fr., et 4 francs par la poste.

FAITS ET OBSERVATIONS sur les Mérinos d'Espagne à laine superfine, et leur croisement; par Charles Pictet de Genève. An 10. Vol. in-8. 1 fr. 80 centimes, et 2 francs 25 centimes par la poste.

TRAITÉ sur les **Bêtes-à-laine d'Espagne**, leur éducation, leurs voyages, la tonte, le lavage et le commerce des laines, etc. Par C. P. Lasteyrie. Vol. in-8. fig. 4 fr., et 5 fr. par la poste.

TRAITÉ SUR LES PRAIRIES ARTIFICIELLES, extrait des Mémoires de la Société d'Agriculture de Paris et des Auteurs modernes les plus estimés ; avec la culture de dix plantes qui ne se trouvent pas dans Gilbert. On y a joint la description d'une machine simple, indispensable dans les grandes exploitations, avec laquelle on coupe facilement par heure soixante boisseaux de racines destinées à la nourriture des bestiaux ; par Cretté-Palluel. An 9. Vol. in-8. avec trois pl. 3 fr. 50 c., et 4 francs 50 centimes par la poste.

DE L'EAU RELATIVEMENT A L'ECONOMIE RUSTIQUE, ou Traité de l'Irrigation des Prés ; par J. Bertrand, pasteur à Orbe. Nouvelle édition, corrigée, et augmentée de la description d'un compas très-utile pour la confection des rigoles. Vol. in-12 de 150 pag. avec 8 planches, 1 fr. 25 c., et 1 fr. 50 centimes par la poste.

ESSAI SUR LA CULTURE DES PRÉS ; par M. l'Abbé Peyla ; traduit de l'italien, sur la quatrième édition ; suivi d'un procédé pour faire un bon engrais. An 9. 75 c., et 1 franc par la poste.

MÉMOIRES DE LA SOCIÉTÉ (alors) ROYALE D'AGRICULTURE DE PARIS, Trimestre de Printemps 1790. Vol. in-8. très-rare qui n'a été tiré qu'à 35 exemplaires, 6 fr., et 7 francs par la poste.

TRAITÉ DES ASSOLEMENS ; par Pictet, de Genève. Volume in-8. An 9. Prix, 3 fr., et 4 francs par la poste.

MÉMOIRES SUR L'INFLUENCE DE L'AIR sur la germination de quelques graines ; par F. Huber et J. Senebier. Vol. in-8. 2 f. 50 c., et 3 francs 50 centimes par la poste.

TABLEAU DE L'AGRICULTURE TOSCANE ; par J.-C.-L. Simonde, de Genève. Vol. in-8. 3 fr., et 4 francs par la poste.

PHYSIOLOGIE VÉGÉTALE, contenant une description des organes des Plantes, et une exposition des phénomènes produits par leur organisation ; par J. Senebier. 5 vol. in-8. 21 fr., et 26 fr. par la poste.

TRAITÉ DES ENGRAIS, tiré de différens rapports faits au Département d'Agriculture d'Angleterre, avec des notes ; suivi de la traduction du Mémoire de Kirwan sur les Engrais ; par Maurice. Gros vol. in-8. 5 f., et 6 francs 50 centimes par la poste.

L'ART DU TAUPIER, ou Méthode infaillible pour prendre les Taupes, in-8. fig. 50 c., et 75 centimes par la poste.

MÉMOIRES choisis parmi ceux lus ou adressés à la Société libre d'Agriculture des Ardennes. 1 f. 25 c.

ESSAI SUR L'AMÉLIORATION DE L'AGRICULTURE DANS LES PAYS MONTUEUX, par le marquis de Costa ; nouvelle édition, avec des notes et des corrections nombreuses, des tableaux et des figures bien soignés. Vol. in-8. en petit-rom. plein, petit-texte et mignone. 3 fr., et 4 francs par la poste.

TRAITÉ de la culture de la Vigne et l'art de faire le Vin, par Chaptal, etc. 2 vol. in-8. 12 francs, et 16 francs par la poste.

TRAITÉ de la culture des grains, 2 gros vol. in-8. An 10. Prix, 12 fr., et 16 fr. par la poste.

COURS complet d'Agriculture de Rozier, édition originale. 10 vol. in-4. 96 francs, et 100 francs par les diligences.

INSTRUCTIONS pour les Bergers et les propriétaires de troupeaux; par Daubenton. Troisième édition. An 10. Vol. in-8. avec fig. 6 francs, et 8 francs par la poste.

HARMONIE hydro-végétale et météorologique, ou Recherches sur les moyens de recréer, avec nos forêts, la force des températures et la régularité des saisons, par des plantations raisonnées. 2 vol. in-8. fig. 9 francs, et 11 francs par la poste.

COUP-D'ŒIL sur les quatre départemens de la rive gauche du Rhin, considérés sous le rapport des mœurs de leurs habitans, de leur industrie, et des moyens d'amélioration. 1 f. 25 c., et 1 fr. 50 c. par la poste.

TAILLE raisonnée des Arbres fruitiers, et autres opérations relatives à leur culture; par Butret. Nouvelle édition, considerab. augmentée. In-8 1 fr. 50 centimes franc de port.

Le Cit. MARCHANT se charge des impressions de toute espèce pour le compte des libraires et des particuliers.

Il fait la commission pour les départemens et pour l'étranger.

Ses entreprises et ses relations sont particulièrement dirigées vers l'Agriculture et les différentes branches de l'Economie rurale et domestique.

Livres de fonds ou en nombre.

JOURNAL DES ARTS ET MANUFACTURES, publié dans la quatrième division du ministère de l'intérieur; 3 gros vol. in-8. avec un grand nombre de planches, 18 fr.

(Cette collection renferme une grande quantité d'articles qu'on chercherait vainement ailleurs; les circonstances où elle a été publiée, et le nom des savans qui l'ont rédigée, feront toujours regarder ce livre comme l'un des plus utiles et des mieux faits qui ait paru pendant la révolution.)

MÉMOIRES D'AGRICULTURE, d'Economie rurale et domestique, publiés par l'ancienne Société d'Agriculture de Paris, VINGT-CINQ v. in-8. (cette collection est la seule complète), 48 fr.

AGRICULTEUR ANGLAIS (l'), ou Calendrier du Fermier,

contenant une instruction, mois par mois, sur toutes les opérations d'agriculture qui doivent se faire dans une ferme. Trad. de l'anglais. Seconde édition. Vol. in-8. Prix, 3 fr. pour Paris, et 4 francs par la poste.

ANNÉE CHAMPÊTRE, qui traite de ce qu'il convient de faire chaque mois dans le potager; par d'Ardene. 3 vol. in-12 avec figures. 7 fr. 50 centimes, et 10 francs par la poste.

ART (l') de cultiver les Peupliers d'Italie, avec des observations sur les différentes espèces et variétés de peupliers; sur le choix et la disposition des pépinières, leur culture, et sur celle des arbres plantés à demeure. Broch. in-8. 1 fr. 25 centimes, et 1 fr. 50 c. par la poste.

AVIS AU PEUPLE sur l'amelioration de ses terres et la santé de ses bestiaux. 2 vol. in-12 réunis en un seul. 2 fr. 50 centimes, et 3 fr. 50 c. par la poste.

ESSAIS politiques, économiques et philosophiques, par Benjamin, Comte de Rumford. 2 vol. in-8. avec fig. 10 fr. et 2 fr. par la poste.

OBSERVATIONS sur le vol des oiseaux de proie; par M. Huber, de Genève. Vol. in-4 accompagné de fig. dessinées par l'Auteur. 3 fr.

INSTRUCTION sur la culture des turneps ou gros navets. Imprimée par ordre du Roi. (Imprimerie royale). in-4. 50 centimes, et 60 c. par la poste.

LES JARDINS; poëme en quatre chants, du père Rapin; traduction nouvelle, avec le texte. Nouvelle édition. 3 fr., et 4 fr. par la poste.

EXAMEN des causes de la disette des bestiaux, et des moyens de nous en rédimer. Par Préaudeau-Chemilly. Broch. in-8. 75 centimes, et 1 franc par la poste.

ÉLÉMENS DE CAVALERIE, 2 volumes in-12, contenant la connaissance du cheval, l'embouchure, la ferrure, la selle, etc. etc. etc. 4 francs, et 5 francs par la poste.

INSTRUCTION sur la manière de conduire et gouverner les Vaches; par Chabert. 50 c., et 60 centimes par la poste.

CATALOGUE des Arbres et Arbustes qui croissent naturellement dans les Etats-Unis de l'Amérique septentrionale. Vol. in-8. 3 francs, et 4 francs par la poste.

FERMIÈRE (la bonne), ou les Elémens économiques; par Rose. Quatrième édition. Vol. in-12. 1 fr. 80 centimes, et 2 fr. 50 centimes par la poste.

INSTRUCTION sur la culture des plantes légumineuses. 75 centimes.

INSTRUCTION sur l'emploi de la lie de vin. 50 centimes.

INSTRUCTION sur les moyens de conserver la pomme-de-terre. 50 centimes.

INSTRUCTION sur les moyens les plus propres à assurer la propagation des bêtes-à-laine d'Espagne, et la conservation de cette race dans toute sa pureté ; par Gilbert. 75 centimes, et 1 fr. par la poste.

LETTRES sur l'éducation des Dindons. 75 centimes, et 1 fr. par la poste.

MANUEL DU BOUVIER, ou Traité de la médecine pratique des bêtes-à-cornes ; contenant l'âge, le choix de ces animaux, etc., avec la manière de les dresser pour le travail, de les conduire et gouverner. 2 vol. in-12. 3 fr., et 4 fr. par la poste.

MANUEL pratique du Laboureur, suivi d'un Traité sur les Abeilles. Vol. in-8. fig. 2 fr. 50 centimes, et 3 fr. 50 centimes par la poste.

MARNE (de la), et de la manière de l'employer utilement à l'amendement et à l'amélioration des terres. 75 centimes, et 1 fr. par la poste.

MÉMOIRE sur l'éducation des Bêtes à laine, et les moyens d'en améliorer l'espèce ; par Ad. Duquesnoy, maire de Nancy. Vol. in-8. 2 fr. 50 centimes, et 3 fr. 25 centimes par la poste.

ANNUAIRE du département de la Creuse, Traité d'agriculture pratique à l'usage de ce département ; par Rougier-Labergerie. Vol. in-12. 4 francs, et 5 francs par la poste.

AVIS au public pour prévenir et détruire l'épizootie des bêtes à cornes ; traduit de l'allemand du doct. Faust. Broc. in-8. 50 centimes par la poste.

AVIS sur la culture du Tabac en France. In-8. 50 c. par la poste.

BOUVIER (le parfait) ; par Boutrolle. In-12. 1 fr. 50 centimes, et 1 fr. 75 centimes par la poste.

TRAITÉ complet de la culture de la Vigne. 2 vol. in-12. 4 francs, et 5 francs par la poste.

MÉMOIRE sur la culture des pommiers dans toute la République. 1 f. 25 centimes franc de port.

CULTURE actuelle du département de l'Indre, avec l'exposé des méliorations dont elle est susceptible. Par Chalumeau. In-8. 1 fr. 80 c., et 2 fr. 50 centimes par la poste.

DICTIONNAIRE des Jardiniers de Miller. 10 vol. In-4. 100 francs.

FORMULAIRE des Gardes champêtres, contenant une instruction sur les fonctions qui leur sont attribuées. Par Cretté-Palluel. 75 centim., et 1 fr. par la poste.

INSTRUCTION sur la récolte de la faîne et la fabrication de son huile, avec des planches. In-8. 2 fr., et 2 fr. 50 centim. par la poste.

INSTRUCTION sur la Péripneumonie gangreneuse qui règne ordinairement au printemps sur les Bêtes-à-cornes. In-8. 50 centimes.

INSTRUCTION sur la plantation, la culture et la préparation du Houblon. In-12. 75 centimes, et 1 fr. par la poste.

INSTRUCTION sur l'art de faire la bière soi-même et à peu de frais. Vol. in-12. 2 fr., et 2 fr. 50 centim. par la poste.

INSTRUCTION sur le claveau des moutons. Par Gilbert. 75 centimes.

MEMOIRE sur les haies destinées à la clôture des prés, des champs, des vignes et des jeunes bois. Vol. in-8. 2 fr. 50 c., et 3 fr. 50 centimes par la poste.

MÉTEOROLOGIE des Cultivateurs, suivie d'un avis aux habitans des campagnes sur leur santé, et sur quelques-uns de leurs préjuges. Petit vol. in-12. 1 fr., et 1 fr. 25 centimes par la poste.

PLAN d'un Emprunt-Loterie, ou Moyen d'entreprendre sans délai, et d'achever en peu d'années la navigation intérieure de la France, etc. in-4. avec tableaux. 2 francs, et 2 francs 50 centimes par la poste.

OBSERVATIONS (nouvelles) sur les Abeilles; adressées à M. Charles Bonnet par Fr. Huber: suivies d'un Manuel pratique sur la culture des Abeilles. Vol. in-12. 1 fr. 50 centimes, et 2 fr. par la poste.

PRÉCIS d'expériences et observations sur les différentes espèces de lait, considérées sous leurs rapports avec la chimie, la médecine et l'économie rurale. Vol. in-8. 4 fr. et 5 fr. par la poste.

RAPPORT instructif sur les bêtes à laine françaises transhumantes. In-12. 75 centimes, et 1 fr. par la poste.

OBSERVATIONS sur les moyens d'améliorer la culture de la soie en France, et d'augmenter sa production. 75 c., et 1 fr. par la poste.

TRAITÉ de la culture du chêne; contenant les meilleures manières de semer les bois, de les planter, de les entretenir, de rétablir ceux qui sont dégradés, etc. Vol. in-8. 4 fr., et 5 fr. par la poste.

TRAITÉ de la Garance, ou Recherches sur tout ce qui a rapport à cette plante: ouvrage utile aux cultivateurs et aux teinturiers. 1 fr. 25 centimes, et 1 fr. 50 centimes par la poste.

ANNÉE DU JARDINAGE; par Bastien. 2 vol. in-8. 9 francs, et 12 francs par la poste.

MÉMOIRE sur le Riz ou Vermicelle de Pomme-de-Terre, par Grenet, avec fig. 1 fr. 25 c., et 1 fr. 50 centimes par la poste.

TRAITÉ SUR LE LIN, in-8. fig. an 7. 1 fr. 25 c., et 1 fr. 80 c. par la poste.

ÉLEMENS d'Histoire naturelle; par Millin. Vol. in-8. 2 fr. et 3 fr. par la poste.

INSTRUCTION sur les maladies inflammatoires épizootiques des bêtes à cornes. 50 centimes par la poste.

INSTRUCTIONS diverses sur la culture en grand des Choux, 75 c.; des navets, des carottes, 25 centimes, etc. etc.

JARDINIER FLEURISTE (le), ou la culture universelle des fleurs, arbres, arbustes et arbrisseaux servant à l'embellissement des Jardins. Vol. in-12 avec fig. 2 fr. 50 centimes, et 3 fr. 25 centimes par la poste.

LETTRES sur l'Agriculture du distr. de la Rochelle et des cantons voisins. Par Chassiron. In-12. 1 fr. 25 centimes, et 1 fr. 50 par la poste.

MAISON RUSTIQUE, par Bastien. 3 vol. in-4. reliés. 42 francs. (L'ancienne édition, 2 vol. in-4. reliés, 30 fr.)

MANIÈRE de gouverner les Abeilles dans les nouvelles ruches de bois. in-12. 75 centimes, et 1 fr. par la poste.

MANUEL de la Fille de basse-cour, jolie édition. 1 fr. par la poste.

MEMOIRE sur la culture, l'usage et les avantages de la Racine de disette ou Betterave champêtre. In-8. fig. 1 fr. 25 centim. par la poste.

MEMOIRES sur l'administration et l'aménagement des Forêts. Par Varenne-Fenille. 2 vol. in-8. fig. 9 fr., et 12 fr. par la poste.

MÉMOIRE sur les atterrissemens des Bouches-du-Rhône. 1 fr. 25 c.

NOTICE sur la vie et les travaux de Lavoisier; par Fourcroy. 1 fr.

NOTICE des arbres et arbustes du Limousin. Vol. in-8. 2 f. 50 c. et 3 f.

EXPÉRIENCES sur la corruption des blés. 75 c., et 1 fr. par la poste.

RAPPORT sur les étangs de la République. In-8. 1 fr. 50 c., et 2 fr.

RÉFLEXIONS sur la nécessité et la possibilité d'améliorer les laines en France; par Giraud. 75 centim., et 1 franc par la poste.

RICHESSE DES NATIONS par-tout où l'on cultive, ou Agriculture complète de Mortimer, 4 vol. in-12. 8 fr., et 11 fr. par la poste.

TRAITÉ DU CHANVRE, par Marcandier. 75 centim. par la poste.

VIGNERON (le parfait), ou l'art de faire et d'améliorer les Vins. Vol. in-12. 2 fr., et 3 francs par la poste.

VUES générales sur l'amélioration de l'agriculture en France; par J. B. Dubois, Préfet du Gard. 75 centimes, et 1 fr. par la poste.

www.ingramcontent.com/pod-product-compliance
Ingram Content Group UK Ltd.
Pitfield, Milton Keynes, MK11 3LW, UK
UKHW020414180726
13839UKWH00003B/1317

9 782329 497037